Irina Bagmut
Igor Kolisnyk
Anna Titkova

Os mecanismos patoquímicos de ação do fluoreto de sódio no organismo

Irina Bagmut
Igor Kolisnyk
Anna Titkova

Os mecanismos patoquímicos de ação do fluoreto de sódio no organismo

SciênciaScripts

This book is a translation from the original published under ISBN 978-620-2-09642-3.

Publisher:
Sciencia Scripts
is a trademark of
Dodo Books Indian Ocean Ltd. and OmniScriptum S.R.L publishing group

120 High Road, East Finchley, London, N2 9ED, United Kingdom
Str. Armeneasca 28/1, office 1, Chisinau MD-2012, Republic of Moldova, Europe
Printed at: see last page
ISBN: 978-620-8-01925-9

Conteúdo

Monografia

MECANISMOS FISIOQUÍMICOS DE AÇÃO DO FLUORETO DE SÓDIO NO CORPO

Autores:

Professor, Doutor em Ciências Médicas - **Bagmut Irina Yuryevna** Kharkiv Medical Academia de Educação Pós-graduada, Kharkov, Ucrânia

Professor Associado, Candidato a Ciências Médicas - **Kolisnyk Igor Leonidovich**, Academia Médica de Kharkiv de Educação Pós-graduada, Kharkov, Ucrânia

Professor Associado, Candidato a Ciências Médicas - **Titkova Anna Vladimirovna**, Academia Médica de Kharkiv de Educação Pós-graduada, Kharkov, Ucrânia

A monografia mostra o papel dos mecanismos reguladores do sistema de desintoxicação do organismo no desenvolvimento de danos nas membranas dos hepatócitos e nas membranas das células cerebrais na dinâmica da formação da intoxicação por flúor. São descritos os mecanismos patogénicos da formação da intoxicação. A monografia contém 42 páginas, 5 figuras e 2 tabelas.

Recomendado para terapeutas, pediatras, bioquímicos, biofísicos, gerontólogos.

A monografia mostra o efeito no corpo de uma substância química - fluoreto de sódio em concentrações muito pequenas e o papel dos mecanismos reguladores no desenvolvimento de danos nos hepatócitos e no cérebro na dinâmica da intoxicação. O fluoreto de sódio encontra-se na vida humana quotidiana como parte do subsolo (água potável), na produção química como catalisador de processos químicos, para a resistência de materiais protéticos dentários, na pasta de dentes, como parte de embalagens alimentares de polietileno (por exemplo, uma tampa para iogurte). Correção importante dos processos metabólicos que visam a neutralização e eliminação de produtos tóxicos, o que proporciona uma dieta de alta qualidade que contém substratos para as enzimas antioxidantes do organismo. A monografia contém

41 páginas, 5 figuras e 2 tabelas.

Recomendado para terapeutas, pediatras, bioquímicos, biofísicos, gerontólogos.

Palavras-chave: fluoreto de sódio, membrana dos hepatócitos, composição fosfolipídica, população de ratos Wistar, sistema de desintoxicação hepática, glutatião reduzido, atividade enzimática do sistema glutatião, homogenato de fígado, microssomas hepáticos activos de hepatócitos, fígado de ratos, processos radicais livres, peroxidação lipídica.

Introdução

O flúor é um mineral vestigial essencial para os organismos vivos, mas claramente em quantidades limitadas. O principal papel biológico do flúor e dos seus compostos é a formação óssea, a formação de dentina e esmalte e a prevenção do desenvolvimento de osteoporose senil. O flúor está envolvido em muitos processos bioquímicos como ativador e inibidor de enzimas. Além disso, concentrações elevadas de fluoreto estimulam a peroxidação lipídica e inibem o sistema de defesa antioxidante. Pertence aos elementos da primeira classe de perigo - químicos especialmente perigosos. A ingestão excessiva e prolongada de compostos de flúor na composição do corpo pode causar uma condição patológica - fluorose. Apesar do conteúdo significativo de flúor em diferentes tecidos do corpo humano, seu papel fisiológico até agora não foi esclarecido. O excesso de flúor na água potável e nos alimentos provoca a destruição do esmalte dos dentes, inibe o metabolismo dos hidratos de carbono, do fósforo e do cálcio, a atividade de certas enzimas. Como inibidor de muitas enzimas, o flúor pode inibir a síntese de processos intracelulares que enfraquecem a proteção imunitária do organismo e os processos fisiológicos podem acelerar o envelhecimento [26, 95].

O principal papel biológico do flúor e dos seus compostos é a formação óssea, a formação da dentina, do esmalte e a prevenção do desenvolvimento da osteoporose senil. Concentrações elevadas de flúor estimulam a peroxidação lipídica e inibem o sistema de defesa antioxidante. Pertence aos elementos da primeira classe de perigo - químicos especialmente perigosos. A ingestão excessiva e prolongada de compostos de flúor na composição do corpo pode causar uma condição patológica - fluorose. Apesar do conteúdo significativo de flúor em diferentes tecidos do corpo humano, o seu papel fisiológico até agora não foi esclarecido.

Existem províncias geoquímicas de teor excessivo de fluoreto na água na Ucrânia. É sabido que o aumento da concentração de flúor no solo e na água dissemina a patologia entre crianças e adultos, podendo ocorrer fluorose dentária, desordem do tecido de mineralização óssea [28].

No centro da biotransformação de factores ambientais nocivos está a conversão enzimática de moléculas. Esta função protetora do corpo é até esgotar a capacidade de reserva do corpo. Sabe-se que o metabolismo dos produtos químicos no organismo se processa em duas fases: a primeira fase - é a oxidação e hidrólise de recuperação, e a segunda fase - é uma glucuronidação, sulfitização, metilirização e ligação ao glutatião [79, 96].

Para compreender o estado do equilíbrio pró-oxidante e antioxidante em ratos sob a influência do fluoreto de sódio (SF), foi investigada a experiência do estado antioxidante. Os antioxidantes mais reactivos incluem os componentes do sistema glutatião, cujo pool é constituído pelas formas restauradas e oxidadas do tripeptídeo glutatião e pelas enzimas que asseguram a redução do glutatião, a utilização do peróxido de hidrogénio e do lipoperóxido - glutatião redutase (GR), glutatião peroxidase (GPO), glutatião transferase (GT).

Este sistema, além disso, participa nos mecanismos de respostas inespecíficas e de adaptação a factores de natureza diversa, incluindo químicos [32]. A glutationa é sintetizada e metabolizada principalmente no fígado, sendo que é no fígado que a atividade de violação do sistema de defesa da glutationa sofre maior influência [36, 40].

Os processos de oxidação dos radicais livres são um componente importante da componente metabólica inespecífica de adaptação aos efeitos dos factores de stress, incluindo os de origem química. A evidência desta posição é confirmada pela natureza dos sistemas radicais, especialmente na cadeia de transporte de electrões do retículo endoplasmático e das mitocôndrias. O ajustamento adaptativo do metabolismo do oxigénio devido, por exemplo, ao stress e à biotransformação de xenobióticos é geralmente acompanhado por certas alterações no modo de formação de intermediários de radicais livres [4, 12, 35].

Os mecanismos que desestabilizam a bicamada lipídica da membrana celular podem levar a uma atividade excessiva de LPO num contexto de reservas antioxidantes. O resultado é geralmente uma alteração das propriedades físicas e químicas das biomembranas e das enzimas e receptores activos na membrana que asseguram a função metabólica, de transporte e reguladora das células. Tendo em conta os resultados preliminares dos estudos sobre a intensificação dos processos de radicais livres e da peroxidação lipídica no contexto da diminuição da atividade do sistema antioxidante no fígado de animais experimentais submetidos a longo prazo ao fluoreto de sódio, especialmente a uma dose de 1/10 da DL50, representamos a avaliação da composição fosfolipídica das membranas dos hepatócitos.

A relevância do estudo do flúor e dos seus derivados deve-se, sobretudo, à falta de avaliação aprofundada da sua atividade biológica. Em particular, os trabalhos de investigação dedicam-se principalmente ao estudo de alguns órgãos do estado e sistemas do corpo que determinam a formação de processos patológicos. Para uma melhor compreensão dos mecanismos patogénicos de ação do flúor e dos seus derivados, é conveniente realizar uma abordagem abrangente ao estudo do estado funcional do organismo como um único sistema autorregulador.

O objetivo desta investigação é o estudo das perturbações estruturais e metabólicas das membranas celulares no fígado e no cérebro dos ratos durante a intoxicação por fluoreto numa experiência subaguda.

Materiais e métodos

A investigação foi realizada no Departamento de Fisiopatologia Clínica, Anatomia Topográfica e Cirurgia Operatória da Academia Médica de Kharkiv de Educação Pós-Graduada, de acordo com o tema "Mecanismos fisiopatológicos das radiotoxinas no corpo e métodos de diagnóstico e correção precoces".

Os estudos foram efectuados em ratos sexualmente saudáveis da linhagem Wistar, pesando 180-220 g, que foram mantidos em condições estáveis de viveiro. Todas as fases de uma experiência científica foram realizadas no respeito das regras bioéticas de tratamento humano dos animais e dos requisitos da Convenção Europeia para a Proteção dos Animais Vertebrados Utilizados em Experiências Científicas (Estrasburgo, 1986) [60]. No total, na experiência subaguda, foram estudados 60 animais (N=60).

Os ratos foram submetidos à peroxidação oral por meio de uma sonda com soluções aquosas de fluoreto de sódio diariamente, uma vez por dia, durante 60 dias, em doses de 1/10, 1/100 e 1/1000 LD_{50}, correspondendo a 20 mg / kg, 2 mg / kg e 0,2 mg / kg de peso corporal (a dose letal média de SF para ratos, administrada por via oral, é de 200 mg / kg). Os animais do grupo de controlo receberam quantidades adequadas de água potável. O estudo foi efectuado nos 10º, 20º, 30º, 50º e 60º dias após o início da experiência. Cada grupo incluía 10 animais. Os animais foram eutanasiados por decapitação com uma faca de guilhotina, pré-anestesiados com tiopental sódico numa dose de 50 mg / kg de massa. O teor de glutamato, aspartato e glicina no homogenato cerebral dos ratos foi avaliado utilizando o método de cromatografia líquida num analisador automático do tipo AAA-339 (República Checa). Os testes de calibre e a estimativa quantitativa do cromatograma foram efectuados utilizando os padrões de aminoácidos fornecidos no kit de reagentes para o analisador automático. O teor de ácido γ-aminobutírico (GABA) no cérebro dos ratos foi determinado após a sua separação cromatográfica [54, 58], utilizando colunas com resina de permuta catiónica Dowex (50Wx4, 200-400 mesh, forma de sódio). Foi utilizado um tampão de citrato de sódio 0,025 M (pH 4,5) para eluir o GABA. Para a avaliação quantitativa do GABA, foi efectuada uma reação com ninidrina e medições de fluorescência no comprimento de onda de excitação / fluorescência - 380/450 nm.

As fracções subcelulares do fígado de ratos foram isoladas por centrifugação diferencial. Para separar a fração microssomal centrifugada sobrenadante hora a 18.000 g, assim precipitado resultante foi lavado e suspendendo entre a seleção (proteína na suspensão microssomal foi 15-20 mg/ml).

A atividade da NAD (P) H-citocromo-c-redutase em suspensões microssomais de fígado de ratos avaliada na presença do acetor de elétrons citocromo c, determinando a mudança na absorção do acetor de elétrons na transição da forma oxidada do bam restaurado no espectrofotômetro "Specord UV VIS" a 30º S e comprimento de onda 550 nm. A atividade enzimática foi calculada utilizando o coeficiente de extinção molar do citocromo c, igual a 18,5 · 103 cm-1M-1. O conteúdo do citocromo P-450 na suspensão microssomal do fígado de ratos foi determinado pelos valores de absorção do espetrofotómetro da forma reduzida do complexo com monóxido de carbono a 450 nm. A atividade da glutationa transferase foi estudada pela formação de conjugados 1-cloro-2,4-dinitrobenzeno. O teor de glutatião reduzido foi definido na reação da glutatião transferase. O conteúdo da atividade enzimática do glutatião reduzido foi investigado no sistema do glutatião no homogenato de fígado de ratos [41, 56].

O teor de conjugados de dieno no homogenato de fígado de ratos foi avaliado por espetrofotómetro a 233 nm com pré-extração com mistura de heptano e izopropanol. O teor de conjugados de dieno foi calculado com base no coeficiente de extinção molar $\varepsilon=2,2 \cdot 105$ mol-1cm-1. O teor de reagentes TBA no homogenato de fígado de ratos foi determinado pela reação entre o malondialdeído e o ácido tiobarbitúrico (TBA), que, a alta temperatura e em ambiente ácido, forma um complexo colorido de trimetilenos com absorção máxima a um comprimento de onda de 532 nm. Os reagentes de número TBA-calculados foram baseados no coeficiente de extinção molar $\varepsilon=1,56 \cdot 105$ mol-1cm-1. O nível de produtos de Schiffbases da interação de compostos de carbonilo e grupos de aminas de proteínas, aminoácidos, ácidos nucleicos foi medido no homogenato de fígado por espectrofluorómetro a um comprimento de onda de excitação de 360 nm e comprimento de onda de emissão de 430 nm a partir da extração prévia por mistura de Folcha (clorofórmio-metanol).

Para estudar a composição dos fosfolípidos, procedeu-se à extração dos lípidos dos hepatócitos com uma mistura de clorofórmio-metanol numa proporção de 1:2, seguida de evaporação numa corrente de azoto seco. A separação das fracções individuais de fosfolípidos foi efectuada por cromatografia em camada micro fina num sistema de solventes: hexano: éter dietílico: ácido acético (73:25:2 em volume). A identificação dos fosfolípidos foi efectuada por soluções padrão e por reacções específicas. Foi avaliado o teor quantitativo global e individual nos extractos lipídicos. O valor das fracções de fosfolípidos foi calculado como percentagem de fósforo das fracções de fosfolípidos de cada fósforo em relação ao total de lípidos, considerado como 100%.

A análise estatística dos resultados foi efectuada utilizando o pacote de software para processamento de informação estatística Statistica 6.1 (StatSoft, Inc., EUA).

Resultados e discussão

A constância do ambiente interno em condições fisiológicas é suportada principalmente pela desintoxicação e excreção - o fígado e os rins e as funções vitais são implementadas através de relações bioquímicas específicas sob o controlo do sistema nervoso central. No caso do corpo de produtos químicos estranhos, quando as autoridades homeostáticas não conseguem assegurar a sua desintoxicação e eliminação, desenvolvendo normalmente efeitos citotóxicos e apatia do corpo. O principal órgão exposto a substâncias químicas estranhas é o fígado [72, 96].

O estudo dos mecanismos patoquímicos do fluoreto de sódio (SF) é considerado adequado para iniciar a avaliação do estado estrutural e metabólico do organismo. O estado enzimático dos microssomas hepáticos de ratos avaliou inicialmente a atividade da NAD (P) H- citocromo-c-redutase na dinâmica de observação (10, 20, 30, 50 e 60 dias) quando administrado a ratos em doses de FS 1/10, 1/100 e 1/1000 DL_{50}.

Os resultados mostraram que ao 10º e 20º dia de dose oral de SF 1/10 DL_{50} observou-se estatisticamente significativo (r<0,002) quando comparado com o controlo um aumento gradual da atividade da NADPH-citocromo-c-redutase, respetivamente 24 e 36%. Ao 30º dia de observação registou-se alguma tendência para a diminuição da atividade enzimática em relação aos valores anteriores, mas relativamente ao controlo a atividade manteve-se significativamente (p<0,001) aumentada em 29%. Desde esta altura da experiência foi estatisticamente significativa (p<0,001) a redução, quando comparada com um grupo de animais de controlo, da atividade da NADPH-citocromo-c-redutase em 20 e 30% respetivamente no 50º e 60º dia de ação do SF numa dose de 1/10 DL_{50}.

A administração oral de SF numa dose de 1/100 LD_5 o causou aumentos significativos (r<0,004), quando comparados com o controlo, na atividade da fração microssomal dos hepatócitos de rato da NADPH-citocromo-c-redutase 6, 26 e 32%, respetivamente 10, 20 e 30 dias da experiência. Ao 50º dia verificou-se uma tendência para uma redução significativa da atividade enzimática (média de 40%) em relação ao valor do 30º dia, mas em comparação com os controlos verificou-se um ligeiro mas estatisticamente significativo (p<0,001) aumento da taxa de 19%. No 60º dia de ação do SF, a dose de 1/100 LD50 foi acompanhada pela comparação com um grupo de animais de controlo, que diminuiu a atividade da NADPH-c-c-redutase em 20%.

O impacto do FNUAP na dose de 1/1000 LD_{50} não causou um efeito estatisticamente significativo quando comparado com o efeito de controlo contra a NADPH-citocromo-c-redutase ao 10º e 20º dia de observação, mas ao 30º, 50º e 60º dia determinou um ligeiro, mas significativo (p<0,005) aumento da atividade enzimática numa média de 4-6%.Microssomas em hepatócitos de ratos SF administração oral a uma dose de 1/10 LD_{50} também levou a um aumento (p<0,001) em comparação com o grupo de controlo de animais a atividade de NADH-c-c-redutase 10, 23, 31 e 20%, respetivamente, aos 10, 20, 30 e 50 dias da experiência. No 60º dia de UNFPA contribuiu para esta dose uma diminuição estatisticamente significativa (p<0,001) da atividade enzimática em média de 39%.

A ação em SF 1/100 dose LD50 foi acompanhada por um aumento gradual (r<0,038) da atividade da NADH-citocromo-c-redutase microssomal, 5, 11, 22 e 30%, respetivamente, 10, 20, 30 e 50º dia de observação. No 60º dia o indicador diminuiu em relação ao termo anterior da experiência numa média de 38%, mas em relação ao valor de controlo - manteve-se aumentado (p<0,001) em 18%. O UNFPA em ação 1/1000 LD_5 o praticamente não causou alterações na atividade microssomal de rato da NADH-citocromo-c-redutase quando comparado com um grupo de animais de controlo; apenas 30 e 50 dias revelaram um ligeiro (em 4,5%), mas estatisticamente significativo (p=0,013 e p=0,045) aumento da atividade enzimática.

A análise global dos resultados sugere um abuso da atividade da redutase dos microssomas dos hepatócitos dos animais experimentais nas doses de toxificação SF 1/10 e 1/100 LD_{50} e, consequentemente, o funcionamento dos sistemas de transporte de electrões. Provavelmente, as alterações detectadas, especialmente no 60º e, em alguns casos, também no 50º dia de administração oral de SF, associadas à reestruturação do ambiente lipídico das redutases microssomais, resultam possivelmente, de acordo com a literatura [18, 20, 22], no início da formação de uma quantidade significativa de espécies reactivas de oxigénio (ROS). O aumento da atividade da NAD (P) H-citocromo-c-redutase nos ratos que receberam SF durante um mês pode ser visto, por um lado, como uma resposta compensatória protetora e, por outro, como a causa de um fluxo mais rápido de electrões da forma reduzida da NAD (P) H no citocromo P-450 e b5 e da formação significativa de ERO.

Em ligação com o pressuposto representado, avaliar as alterações dinâmicas no pool geral do citocromo P-450 e b5 na fração microssomal dos hepatócitos de animais experimentais injectados com doses de SF 1/10 e 1/100 LD_{50} (dose 1/1000 LD_{50} resultados preliminares são praticamente ineficazes, permitindo que não se considere) no prazo de 60 dias [50, 51].

No 10°, 20° e 30° dia de intoxicação de ratos com SF a uma dose de 1/10 da DL_{50}, observou-se um aumento estatisticamente significativo (p<0,001) em relação aos controlos do pool global do citocromo P-450, respetivamente 44, 74 e 23.

Uma dinâmica semelhante mas mais pronunciada altera as caraterísticas do pool geral do citocromo b5 sob a ação do UNFPA nas doses de 60, 113 e 78%. Observação a 50 e 60 dias de que o nível de microssomas do citocromo P-450 nos hepatócitos de ratos, quando comparado com o controlo, diminuiu (p<0,001), respetivamente 48 e 52%.

Para o nível de citocromo b5 neste período de observação foi caracterizado por tendências opostas de mudança - um aumento de 50% no 50° dia e um declínio de 47% no 60° dia de ação SF.

A administração oral a ratos em doses de SF 1/100 LD_{50} contribuiu de forma estatisticamente significativa (r<0,001) para aumentar o conteúdo do citocromo P-450 até ao 50° dia da experiência (mais pronunciado no 20° dia - 40%) e do citocromo b5 e (o mais pronunciado no 30° dia - 112%). No 60° dia de observação, o nível da fração microssomal do citocromo dos hepatócitos de ratos em condições em que a dose UNFPA 1/100 LD_{50} foi significativamente reduzida (p<0,001) em comparação com os controlos, numa média de 35-39%.

O aumento observado (principalmente no prazo de 30 dias) do conjunto global de citocromos dos microssomas dos hepatócitos em animais experimentais, quando lhes é administrado SF, pode ser visto como uma resposta adaptativa. Mas deve ter-se em conta que a oxidação de xenobióticos e substratos endógenos no sistema monooxigenase dos hepatócitos é uma fonte essencial para a formação de radicais livres - iniciadores da peroxidação lipídica cujos produtos aumentam com o sistema de ativação [11, 24]. Por sua vez, o desencadeamento do processo de peroxidação lipídica conduz inevitavelmente à destruição da membrana do retículo endoplasmático [6], que pode ser acompanhada pela inativação do citocromo P-450 devido à sua conversão numa forma inativa - o citocromo P-420. Com isto em mente, a redução do pool global do citocromo P-450 no 50º e especialmente no 60º dia de administração de SF pode ser vista como um indicador do seu processo de inativação.

O efeito da inibição do citocromo P-450 em condições de exposição prolongada de SF é um facto bastante significativo em termos de integração estrutural das membranas. É de notar que a atividade das enzimas microssomais, incluindo o citocromo P450, depende essencialmente da conformação da membrana e das propriedades físico-químicas da bicamada lipídica. As alterações identificadas na sua atividade para a ação do UNFPA podem afetar as capacidades de desintoxicação dos hepatócitos, papel fundamental que pertence ao citocromo P-450.

A redução do citocromo b5 está também, de acordo com a literatura [51, 91], frequentemente associada ao início da peroxidação lipídica nas membranas microssomais dos hepatócitos em resultado de xenobióticos citotóxicos.

Da análise dos resultados pode também presumir-se a ocorrência de violações nas diferentes camadas das membranas microssomais devido à inibição do SF (sobretudo no 60º dia da experiência) do citocromo P-450, localizado principalmente na zona hidrofóbica, e do citocromo b5, localizado na zona hidrofílica exterior.

No fígado, por via oral, a semente de ratos com fluoreto de sódio 1/10 LD_{50} dose no 10º dia da experiência foi observado um aumento estatisticamente significativo (p<0,001) de 51% de glutatião reduzido em comparação com o controlo. A partir do 20º ao 60º dia da experiência registou-se uma redução gradual do glutatião - 40, 61, 73 e 76%. A administração oral a ratos em doses de FS 1/100 LD$_{50}$ no início foi acompanhada por um aumento estatisticamente significativo (p <0,001) do nível de hepatite viral - em 34, 54 e 72%, respetivamente 10, 20 e 30 dias em relação ao controlo. 50 e 60 dias de observação que o nível deste indicador diminuiu 34-40%.

A redução do glutatião durante quase toda a duração da SF numa dose de 1/10 LD$_{50}$ e no fim do período de SF numa dose de 1/100 LD$_{50}$ deve-se provavelmente, por um lado, à violação da síntese pelo efeito hepatotóxico da SF e, por outro lado, ao aumento da utilização da forma reduzida do glutatião para neutralizar os produtos da oxidação dos radicais livres e da peroxidação lipídica, que se formam em grandes quantidades em caso de administração prolongada de SF. A redução gradual da hepatite viral no caso da administração oral a ratos em doses de SF 1/10 LD$_{50}$ com um grau significativo de certeza sugere a intensificação da peroxidação lipídica, o que foi confirmado em estudos anteriores [22, 47]. Além disso, o glutatião desempenha um papel central na inativação de produtos tóxicos e reactivos que são gerados durante a biotransformação de xenobióticos.

Portanto, a redução observada da hepatite viral pode contribuir para o acúmulo e a consequente intensificação da LPO. O aumento do glutatião no prazo de 10 dias de ação na dose SF 1/10 LD$_{50}$ e no prazo de 30 dias de ação na dose SF 1/100 LD$_{50}$ pode ser considerado como a ativação de reacções de defesa.

Em termos gerais, o nível de glutatião da hepatite viral no fígado determina a eficácia da proteção das células contra os produtos do stress oxidativo e depende da taxa de síntese e de degradação, bem como da atividade das enzimas que regulam a proporção das suas formas oxidadas e de reabilitação.

A exposição prolongada a doses de SF 1/10 LD$_{50}$ conduziu a uma diminuição gradual (r<0,001), quando comparada com o controlo, da atividade da GPO no fígado dos ratos (enzima de neutralização do peróxido de hidrogénio, lipoperóxidos que se formam como resultado da ativação da peroxidação lipídica). O efeito do SF numa dose 1/100 LD$_{50}$ foi, portanto, diferente. No 10º, 20º e 30º dia da experiência em animais foi notado estatisticamente significativo (r<0,002) em comparação com o controlo aumentou a atividade GPO respetivamente 10, 20 e 13%, e 50, o 60° dia - diminuição (p<0,001) em 10-17%. A glutationa é o substrato da GPO, é por isso que a depleção observada do pool de glutationa SF período limitado de tempo em doses de 1/10 e 1/100 LD_5 o pode levar à inativação desta enzima. A diminuição da atividade da GPO do fígado de rato durante o período de SF numa dose de 1/10 LD_{50} e o fim do período de SF numa dose de 1/100 LD_{50} é um fator desfavorável de redução da eficiência de neutralização dos radicais peróxidos e pode causar danos significativos na membrana dos hepatócitos. De acordo com a literatura [25, 30], a diminuição da atividade da GPO pode ser vista como uma manifestação mínima dos processos adaptativos do organismo em condições de stress oxidativo.

Os resultados mostraram um aumento significativo (r<0,001), em relação ao grupo de animais de controlo, da atividade da GT (enzima de desintoxicação de peróxidos) no 10° e 20° dia de intoxicação dos ratos SF numa dose de 1/10 $LD50$, respetivamente, 70 e 119%. Nos períodos subsequentes de observação, a atividade enzimática diminuiu (p <0,001) em 45, 63 e 59%. Ação SF numa dose 1/100 $LD50$, pelo contrário, foi caracterizada (r<0,019) atividade GT 10, 20 e 30° dia, respetivamente 33, 101 e 64%, e 50, no 60° dia - diminuição 45-50%. A atividade da GT, normalmente induzida por metabolitos electrofílicos tóxicos, por isso, o seu aumento pode indicar a acumulação no fígado de animais experimentais [57, 83] A GT para desempenhar as suas funções utiliza a GT como substrato, por exposição prolongada a SF pode levar à diminuição da atividade da enzima. Deve ser enfatizado que a GT é um componente importante do antioxidante que proporciona a desintoxicação dos produtos de peroxidação lipídica gerados no retículo endoplasmático durante o metabolismo de xenobióticos [8, 9].

No fígado de ratos a quem foi administrado um SF de longa duração numa dose de 1/10 e 1/100 LD_{50} , determinaram-se alterações e atividade da GR (enzima responsável pela reposição do pool de glutationa). No caso da dose de 1/10 LD_{50} a atividade enzimática aumentou estatisticamente de forma significativa (p<0,001), quando comparada com o controlo, apenas no 10° dia de observação de 99%. Nos dias seguintes a atividade GR diminuiu gradualmente (r<0,003) 43, 53, 73 e 77%. A introdução em animais experimentais de FS 1/100 dose LD50 conduziu a um aumento (r<0,002) da atividade da GR em relação ao controlo ao 10º, 20º e 30º dia, respetivamente 89, 75 e 31%, no tempo seguinte de SF nesta dose registou-se uma diminuição (r<0,003) da atividade enzimática numa média de 48-51%. A redução da atividade da GR indica, acima de tudo, a falha do sistema de regeneração do glutatião. O aumento da atividade enzimática pode ser visto como uma resposta adaptativa para promover o nível necessário de glutationa.

O nível dos processos radicalares livres no fígado dos ratos, que durante os 60 dias foram administrados em doses de SF 1/10 e 1/100 LD_5 o avaliou a intensidade da quimioluminescência (CL) induzida por H O_{22} . No 10º e 20º dia da experiência verificou-se um aumento estatisticamente significativo (p<0,001) em relação ao controlo da taxa de ação do SF na dose 1/10 LD50, respetivamente, 37 e 134%. No 30º dia registou-se uma ligeira diminuição (37%) da intensidade da CL em relação ao valor do período de observação anterior, mas em relação ao controlo - aumento (p<0,001) de 66%. Foi interessante o facto de no 60º dia de administração oral a ratos em doses de SF 1/10 LDso ter sido estatisticamente significativa (p<0,001) a redução de 33% da intensidade da CL no fígado dos ratos em relação ao controlo. A ação do SF na dose 1/100 LD_{so} foi acompanhada por um aumento bastante significativo (r<0,002) da intensidade do brilho super-fraco em relação ao controlo em todos os períodos de observação, especialmente pronunciado ao 30º dia - uma média de 85%. Em termos de nível de intensidade após quimioluminescência no fígado de ratos diminuiu gradualmente e no 60º dia de administração de SF foi de 19% [16].

Está provado que qualquer violação do equilíbrio dinâmico entre pró-oxidantes e antioxidantes em muitas condições patológicas é exibida na intensidade da CL de substratos biológicos [4,5]. Dado este aumento da intensidade da CL do homogenato de fígado de rato para acções nas doses de UNFPA de 1/10 e 1/100 LD_{50} pode ser explicado por uma mudança do equilíbrio pró-oxidante-antioxidante para uma maior formação de pró-oxidante, incluindo a AFC. Mas recentemente, na literatura, tem sido amplamente discutido o envolvimento das ROS na transdução de sinal dos receptores para o núcleo da célula e a regulação dependente das ROS do sistema de sinalização redox [17].

A particularidade deste último é uma propriedade dos ERO que provoca a expressão de genes, cujos produtos têm atividade antioxidante, o que leva ao aumento da capacidade tampão e ao restabelecimento da homeostase redox. No entanto, a produção continuada de quantidades anormalmente elevadas de ERO pode provocar alterações persistentes na transdução de sinais e na expressão de genes, um desequilíbrio redox das células de stress oxidativo, apoptose e desregulação como consequência de condições patológicas.

É de salientar o facto de um grande número de ERO atuar como indutor de danos oxidativos nas macromoléculas básicas da célula, principalmente nas proteínas, violando a sua atividade funcional [22]. A alteração de qualquer componente da homeostase redox conduz ao seu desequilíbrio de reacções compensatórias a nível local, que provavelmente surge em condições de SF, os efeitos nos ratos mostram maior intensidade e frigorífico. A prevalência de stress oxidativo inespecífico nas células implica a utilização de substratos energéticos e as proteínas são importantes para equilibrar o sistema redox. Dependendo da duração do stress oxidativo e da depleção das reservas funcionais do sistema antioxidante, ocorre a reparação e a adaptação do organismo, o que se verifica provavelmente no 60º dia de toma oral de SF 1/10 DL_{50} e se confirma uma redução da intensidade da CL no homogenato de fígado de ratos.

A intensidade da LPO no fígado de ratos que foram administrados oralmente por um longo período de tempo por doses de SF 1/10 e 1/100 LD_{50}, avaliada pelo conteúdo de seus produtos moleculares - conjugados de dieno (DC), reagentes TBA e bases de Schiff.Os resultados mostraram que a administração oral a ratos em doses de SF 1/10 e 1/100 LD_{50} promove aumento estatisticamente significativo ($r<0,002$) em relação ao grupo controle de animais no conteúdo de DC durante todo o tempo de monitoramento. Se a dose foi 1/10 LD_{50} o aumento mais significativo deste indicador foi observado no 10º dia do experimento - em 265%, e se a dose 1/100 LD_{50} - 20º dia uma média de

234%. No fígado dos ratos, as toxificações SF, e também estava a aumentar o conteúdo de TBA-reagentes. No 10º dia da experiência o aumento da pontuação quando comparado com o valor no controlo não foi fiável para ambas as doses (p=0,059 e p=0,199). Se a dose 1/10 LD50, a partir do 20º dia, definiu-se claramente um aumento gradual (r<0,001) de TBA-reagentes em relação ao controlo - para 27, 41, 78, 133%. Uma dinâmica semelhante foi caracterizada pela mudança e ação para SF numa dose 1/100 LD50 - um aumento de TBA-reagentes foi de 19, 73, 70 e 99%, respetivamente, 20, 30, 50 e 60º dia de observação. No 10º e 20º dia de ação do SF nas doses 1/10 e 1/100 LD_{50} quando comparado com o controlo, foram observadas alterações estatisticamente significativas no conteúdo dos produtos finais da peroxidação lipídica - bases de schiff. Os resultados mostraram um aumento gradual significativo (p<0,001) deste indicador aos 30, 50 e 60 dias - 172, 370 e 380%, respetivamente. Uma dinâmica semelhante, mas menos pronunciada, foi encontrada a 1/100 da dose DL50 - 103, 173 e 169%.

Em geral, os resultados obtidos reflectem o início do processo de LPO que pode ser visto como um mecanismo de resposta dos ratos do organismo ao efeito a longo prazo do SF. A dinâmica do conteúdo de produtos LPO tem uma certa dependência do termo do SF. Nas fases iniciais (10 e 20 dias), as doses orais de SF 1/10 e 1/100 LD50 registaram um aumento acentuado dos produtos primários da peroxidação lipídica - DC, indicando que o processo de ativação inicial é em cadeia. Os DC são os produtos mais voláteis da peroxidação lipídica, o aumento do seu nível reflecte geralmente o impacto significativo da intensidade do pró-oxidante, como as ROS [14, 22].

A consequência lógica da ativação da peroxidação lipídica no fígado de ratos sob a ação do SF é o aumento dos produtos secundários - reagentes TBA (especialmente a partir do 3º dia), indicando um curso mais intenso e profundo do processo. Mas no fígado de ratos, a partir do 5º dia de ação, a ativação da LPO do SF é mais pronunciada na formação de produtos finais - as bases de Schiff são vistas como indicadores de processos crónicos de oxidação por radicais livres. Os produtos finais secundários e a peroxidação lipídica, que estão sob SF a longo prazo, contribuem de alguma forma para a violação da microestrutura das membranas dos hepatócitos, a sua permeabilidade, reduzem a sua divisão e regeneração e a inibição das enzimas da cadeia respiratória mitocondrial e do sistema de monooxigenase microssomal.

Para confirmar a orientação da dinâmica da peroxidação lipídica em ratos sob condições de exposição prolongada a doses de SF 1/10 e 1/100 LD50 calculou a relação bases de Schiff/(DC+TBA-reagentes). Provou estatisticamente significativo (r<0,016) em relação ao coeficiente de redução de controle de 1O e 2O th dose dia em etapas UNFPA 1/1O LD50 respetivamente 63 e 59%, enquanto 3O, 5O e 6Oth dia, pelo contrário, aumentou respetivamente por 16, 92 e 12O%. Na administração oral a uma dose de SF 1/1OO LD50 relação de valores diminuiu para 1O, 2O e 3O dia da experiência (respetivamente 69, 7O e 11%) e 5O e 6O dia - aumento para 17 e 32% em relação aos valores de controlo.

No 3O dia de administração oral a ratos numa dose de 1 SF/1O LD_{50} relativamente às fracções de fosfolípidos de oxidação fácil, verificou-se uma redução significativa (p<0,001) de 36% quando comparada com o nível de controlo da fosfatidiletanolamina (PEA), num contexto de redução improvável (p=0,059) de 22% do conteúdo de fosfatidilinositol (Pf) e aumento (p=0,762) de 7% de fosfatidilserina (PS). Quanto às fracções de oxidação dura dos fosfolípidos, neste período de observação, registou-se um aumento estatisticamente significativo (p<0,001), em comparação com os controlos, da fosfatidilcolina (PH) em 35% e da lizofosfatidilcolina (LPH) em 92%, enquanto a esfingomielina (SM) diminuiu 41%.

No 60° dia da experiência, o efeito da PH numa dose de 1/10 LD_{50} resultou numa diminuição significativa (p<0,001) do conteúdo de PEA e Pf nos hepatócitos dos ratos, respetivamente 60 e 57%, quando comparado com o grupo de controlo. Para o nível de PS houve tendência para uma redução falsa (p=0,059) de 19%. No momento da observação também foi encontrado um aumento significativo (p<0,001) de LPH 122 PH% e 52%. O teor de SM sob a ação do PH numa dose de 1/10 LD_{50} ao 60° dia de exposição, ao contrário, estatisticamente significativo quando comparado com o controlo, foi reduzido em 62%.

A administração oral de PS a ratos numa dose de 1/100 LD$_{50}$ foi acompanhada por outras alterações na dinâmica da composição fosfolipídica dos hepatócitos. No 30º dia de observação de facções de oxidação fácil foi estatisticamente significativo (p=0,004) aumento em comparação com o controlo encontrado apenas em PI - 42%, enquanto a melhoria PEA 21% eram improváveis (p=0,104). O conteúdo de SF manteve-se praticamente inalterado durante este período de PH. Para as fracções fosfolipídicas oxidativas graves, no 30º dia de administração da dose SF 1/100 LD$_{50}$ descobriu-se um aumento estatisticamente significativo (p<0,001) apenas de LPH (43%). Para o CM e o PH foram observadas alterações prováveis em relação ao controlo.

No 60º dia de ação, a dose de SF 1/100 LD$_{50}$ resultou numa redução estatisticamente significativa (p<0,001) da PEA e da PI em 40-48%. O nível de SF manteve-se praticamente inalterado e igual ao valor de controlo. SF numa dose 1/100 LD$_{50}$ provocou este aumento período de observação (p<0,001) e conteúdo SF LPH respetivamente 26 e 47%, uma redução (p<0,001) SM em média de 40%.

A análise global dos resultados indica uma redução das fracções facilmente oxidáveis (PEA, PI) dos fosfolípidos da membrana dos hepatócitos dos ratos com um aumento da oxidação pesada (PH, LPH) em caso de administração oral prolongada de SF numa dose de 1/10 LD$_{50}$. Se a ação do SF numa dose de 30 LD$_{50}$ 1/100 30º dia determinou a facilidade com que aumenta a oxidação (PEA, PI, PA) e a oxidação pesada (LPH) das fracções de fosfolípidos. No 60º dia de ratos de toxificação SF nesta dose é determinada pela mudança de dinâmica oposta: reduzindo frações oxidativas fáceis (PEA, PI) no fundo do aumento oxidativo duro (PH, LPH). Estas alterações são provavelmente o resultado do aumento detectado nos processos de radicais livres e de peroxidação lipídica por exposição prolongada a PH. Os resultados coincidem com os dados da literatura. Assim, está provado que, sob os actuais processos activos de radicais livres, o número de fosfolípidos, que são compostos por ácidos gordos poli-insaturados - PS, PI, PEA [6, 11], é reduzido de forma mais acentuada. A intensificação da peroxidação lipídica é geralmente acompanhada por alterações significativas na composição e no grau de oxidação dos fosfolípidos da membrana, reduzindo assim a atividade dos sistemas enzimáticos e dos fosfolípidos dependentes, o que leva à rutura da integridade da bicamada lipídica da membrana celular [18]. É de salientar o aumento significativo do SF de toxificação dos ratos LPH a longo prazo, que tem uma forte atividade citolítica. Deve ser dada especial atenção à alteração do conteúdo de CM - uma das fracções de fosfolípidos mais resistentes à peroxidação [47]. Para as condições de SF de exposição prolongada, especialmente a uma dose 1/10 LD50 em ratos, determinou uma redução gradual de SM nas membranas dos hepatócitos que, segundo a literatura, sugere um processo crónico de oxidação de radicais livres e peroxidação lipídica [20].

Assim, as moléculas lipídicas são importantes componentes estruturais e funcionais das membranas celulares; regulam a mobilidade e a atividade das proteínas da membrana, identificando a potencial adaptação das células.

No cérebro de ratos, expostos ao SF na dose de 1/10 DL50, não foram observadas alterações nos níveis de ácido glutâmico no 10º e 20º dias da experiência quando comparados com o controlo (p = 0,174 e p = 0,385, respetivamente). No 30º, 50º e 60º dias, o aumento gradual do teor de glutamato, estatisticamente significativo (p <0,001) em relação ao controlo, foi registado em 20, 32 e 60%, respetivamente (Tabela 1, Figura 1).

A administração oral de SF a ratos numa dose de 1/100 LD_{50} resultou num aumento fiável (p <0,001) em comparação com os níveis de ácido glutâmico no 50º e 60º dias, respetivamente, em 19 e 44%, enquanto nos períodos de monitorização anteriores não foram detectadas alterações deste indicador (p≥0,055).

Quadro 1

Conteúdo de glutamina e ácidos aspárticos no cérebro de ratos sob a influência de fluoreto de sódio em doses subtóxicas (n = 10; Me [25%; 75%] ou M± s)

Dose	Dia de observação	Ácido glutâmico, μM / g de tecido	Ácido aspártico, μM / g de tecido
1/10 LD50	10	7.95 [7.5; 8.3] p=0.174	5.77±1.08 p=0.273

	20	9.0 [8.5; 9.9] p=0.385	5.85 [5.6; 6.3] p=0.151
	30	9.5 [9.0; 10.4] p<0.001	5.65 [5.3; 6.3] p=0.273
	50	11.7±1.57 p<0.001	5.78±0.70 p=0.028
	60	13.7 [12.1; 14.0] p<0.001	8.15 [7.0; 9.0] p=0.001
1/100 LD50	10	8.41±0.81 p=0.734	5.8 [5.2; 5.9] p=0.307
	20	7.95 [7.7; 8.5] p=0.055	6.13±0.58 p=0.026
	30	8.3 [7.9; 9.0] p<0.001	6.7 [5.3; 7.1]p=0.226
	50	10.6±0.93 p<0.001	6.15 [5.4; 6.6] p=0.104
	60	11.7 [10.8; 13.2] p<0.001	6.7 [6.1; 7.7] p=0.026
Controlo	10	8.75 [8.0; 8.9]	5.15 [4.9; 5.8]
	20	8.9 [8.0; 9.3]	5.53±0.49
	30	8.05±0.46	6.0 [5.8; 6.5]
	50	8.89±0.52	6.65 [5.9; 7.0]
	60	8.0 [7.9; 8.9]	5.67±0.94

Nota: "p" é o nível de significância estatística em relação ao controlo

Está provado que a função mediadora do glutamato é fortemente potenciada na presença de aspartato, e em algumas sinapses o mediador pode não ser o glutamato, mas a mistura de glutamato + aspartato [53].

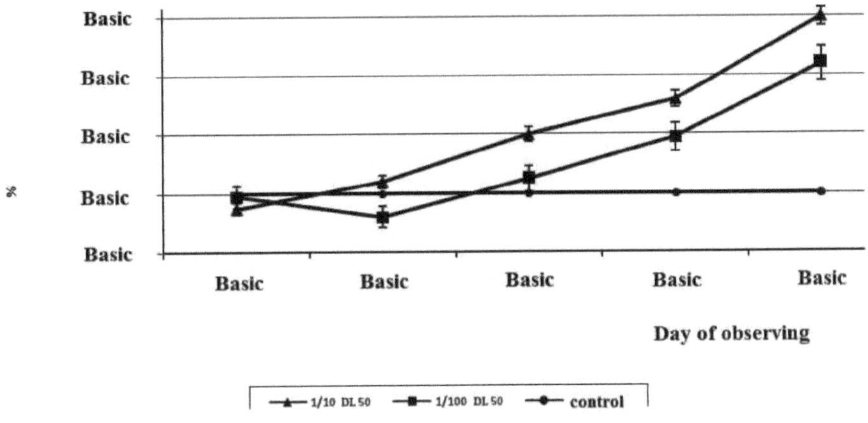

Fig. 1 Dinâmica das alterações do teor de ácido glutâmico (em % em relação ao controlo) no cérebro de ratos em caso de toxicidade com fluoreto de sódio nas doses de 1/10 e 1/100 LD50

Nota: o teor no grupo de animais de controlo é de 100%.

Quando comparado com o controlo no grupo de ratos com SF tóxico na dose de 1/10 LD50, não foram observadas diferenças estatisticamente significativas para o teor de ácido aspártico no 10°, 20° e 30° dias da experiência (p = 0,273, p = 0,151 e p = 0,273, respetivamente). No 50° dia, o efeito do SF nesta dose no cérebro dos animais experimentais foi insignificante (uma média de 12%), mas provável (p = 0,028) em relação ao controlo da diminuição do teor de aspartato. No 60° dia, a intoxicação por flúor provocou nos animais experimentais o aumento (p = 0,001) do teor de ácido aspártico em média de 45% (Tabela 2, Figura 2).

A administração oral de SF em ratos a uma dose de 1/100 LD_{50} não conduziu a alterações fiáveis no conteúdo de aspartato em comparação com o controlo durante 50 dias. No 60° dia, no cérebro dos ratos, foi observado um aumento estatisticamente significativo (p = 0,026) deste indicador, em média de 19% (Fig. 2).

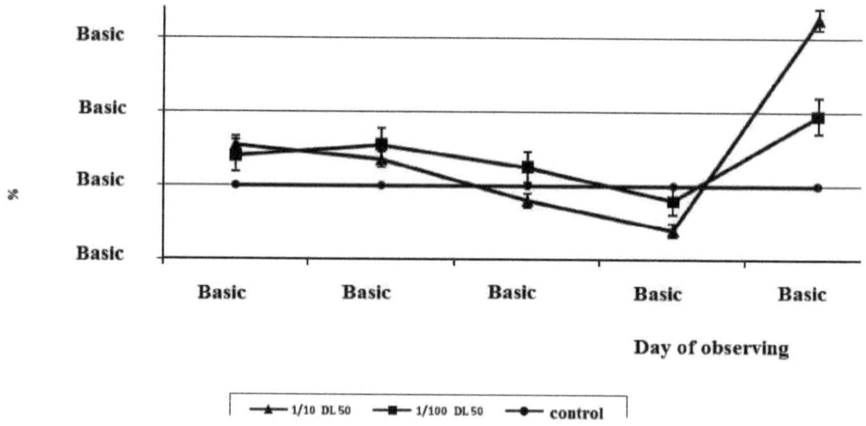

Fig. 2 Dinâmica das alterações do teor de ácido aspártico (em % em relação ao controlo) no cérebro de ratos após a intoxicação com fluoreto de sódio em doses de 1/10 e 1/100 da DL_{50}

Nota: o teor no grupo de animais de controlo é de 100%.

O grau de influência patogénica no desenvolvimento da resposta ao stress é em grande parte determinado pelo estado do sistema GABA-érgico limitador do stress, que pode limitar a influência do fator de stress a nível central e periférico [54]. Para além de participar na manutenção do equilíbrio dinâmico entre os processos de excitação e de inibição, o GABA desempenha um papel importante na capacidade de adaptação das células cerebrais à influência de factores químicos. De acordo com a literatura, o papel do GABA neste caso consiste na formação de um mecanismo de proteção metabólica não específico do tecido cerebral [58, 114].

Os resultados indicaram que o SF numa dose de 1/10 LD_5 o no 10º dia induziu no cérebro do rato um ligeiro aumento incerto (p = 0,212) do conteúdo de GABA em relação ao controlo numa média de 13%, enquanto no 20º dia - em 49% (p = 0,001). No 30º dia de observação, verificou-se uma aproximação dos valores do teor de GABA aos valores do grupo de animais de controlo (p = 0,734) e, no 50º e 60º dias, uma diminuição estatisticamente significativa (p<0,005) em média de 30 e 48%, respetivamente (Tabela 3, Figura 3).

Teor de ácido gama-aminobutírico e de glicina no cérebro de ratos na presença de fluoreto de sódio em doses subtóxicas (n = 10; Me [25%; 75%] ouM±s)

Dose	Dia de observação	Ácido glutâmico, µM / g de tecido	Ácido aspártico, µM / g de tecido
1/10 LD50	10	2.28±0.46 p=0.212	1.3 [1.2; 1.9] p=0.910
	20	3.7 [3.2; 3.9] p=0.001	1.5 [1.3; 1.8] p=0.044
	30	1.95 [1.7; 2.2] p=0.734	2.03±0.33 p=0.001
	50	1.6 [1.5; 1.9] p=0.005	1.12±0.39 p=0.545
	60	1.25 [1.1; 1.5] p<0.001	1.0 [0.8; 1.2] p=0.045
1/100 LD50	10	1.95 [1.7; 2.4] p=0.910	1.4 [1.3; 1.6] p=0.545
	20	3.35 [3.0; 3.8] p<0.001	1.2 [1.1; 1.4] p=0.571
	30	3.75 [3.3;4.0] p<0.001	1.9 [1.5;2.0] p=0.002
	50	1.7 [1.5;2.1] p=0.014	1.32±0.34 p=0.545
	60	1.65 [1.3; 1.9] p=0.002	1.17±0.22 p=0.385
Controlo	10	1.95 [1.7; 2.4]	1.35 [1.2; 1.5]
	20	2.35±0.41	1.3 [0.9; 1.5]
	30	1.9 [1.6;2.5]	1.4 [0.9; 1.7]
	50	2.4 [1.8;2.8]	1.26±0.36
	60	2.6 [1.9; 2.9]	1.31±0.33

Nota: "p" é o nível de significância estatística em relação ao controlo

Durante a administração oral de SF a animais experimentais numa dose de 1/100 LD50 no 10º dia, não se verificaram alterações no conteúdo de GABA quando comparado com o controlo (p = 0,910). No 20º e 30º dia de observação, o aumento fiável (p<0,001) no cérebro do nível de GABA em relação aos animais de controlo foi determinado em média por 43% e 80% respetivamente, enquanto nos períodos de observação seguintes (no 50º e 60º dias), pelo contrário, a diminuição (p<0,005) por 25 e 35% (Fig. 4).

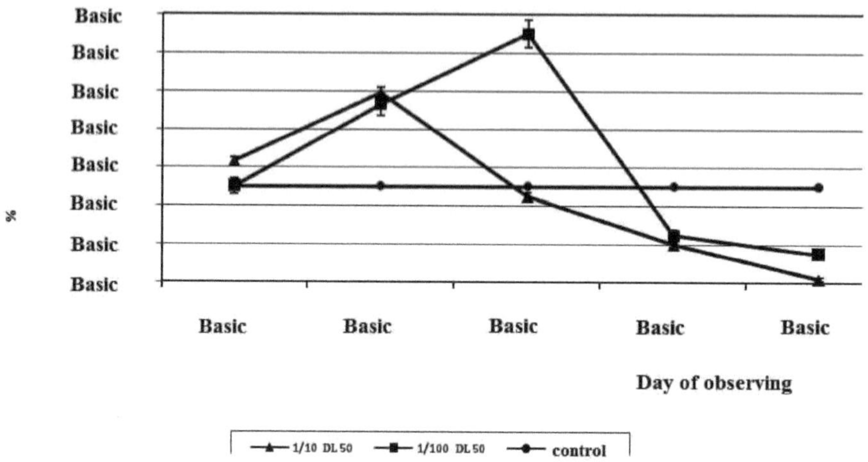

Fig. 4 Dinâmica das alterações no teor de ácido γ-aminobutírico (em % em relação ao controlo) no cérebro de ratos após a intoxicação com fluoreto de sódio em doses de 1/10 e 1/100 da DL50

Nota: o teor no grupo de animais de controlo é de 100%.

A glicina pertence aos neurotransmissores inibitórios devido à sua capacidade de se ligar não só aos seus próprios receptores, mas também aos receptores GABA [114].

No 10º dia de exposição ao SF a uma dose de 1/10 do LD_{50} para a glicina no cérebro dos ratos experimentais, não foram observadas diferenças estatisticamente significativas quando comparadas com os animais de controlo (p = 0,910). No 20º e 30º dias de observação, a intoxicação dos ratos com uma dose de 1/10 do LD_5 o provocou um aumento significativo do teor de glicina em média de 24 e 66% respetivamente (p = 0,044 e p = 0,001). No 50º dia, foi determinado o nível aproximado de glicina no cérebro dos ratos em relação aos valores de controlo (p = 0,545), e no 60º dia a sua diminuição (p = 0,045) em média de 24% (Quadro 4, Figura 5).

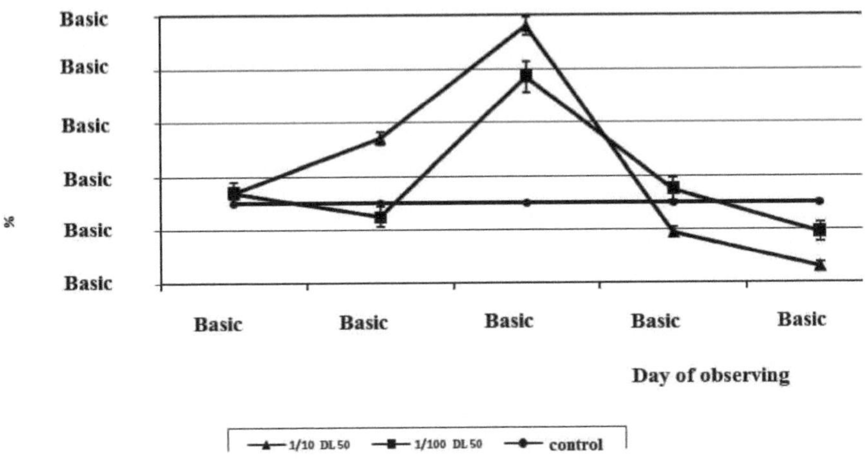

Fig. 5 Dinâmica das alterações do teor de glicina (em % em relação ao controlo) no cérebro de ratos quando intoxicados com fluoreto de sódio em doses de 1/10 e 1/100 LD_{50}

Nota: o teor no grupo de animais de controlo é de 100%.

Quanto ao efeito do SF na dose de 1/100 DL_{50}, durante 20 dias, não se verificaram alterações fiáveis no nível de glicina no cérebro dos animais experimentais, em comparação com o controlo, e no 30° dia verificou-se um aumento estatisticamente significativo (p = 0,002) deste aminoácido em 47%. No 50° e no 60° dia de observação, o teor de glicina praticamente não diferiu dos valores do grupo de animais de controlo (p = 0,545 e p = 0,385, respetivamente).

Em geral, os resultados mostram que no início da experiência (dentro de 20 dias no caso da introdução de SF numa dose de 1/10 LD_{50} e 30 dias - na introdução de SF numa dose de 1/100 LD_{50}) no cérebro dos animais experimentais há um aumento, especialmente do nível de GABA com diminuição simultânea do nível de ácido glutâmico. Isto reflecte o estado de ativação dos sistemas inibitórios na fase de ansiedade do stress agudo, que pode ser considerado como o desenvolvimento do processo de adaptação urgente. Uma duração mais longa da exposição ao SF (após 20 dias no caso de injeção de SF a uma dose de 1/10 LD_{50} e 30 dias no caso de administração de SF a 1/100 LD_{50}) resulta numa alteração do equilíbrio dos aminoácidos neurotransmissores no sentido da acumulação de glutamato e aspartato, com uma diminuição do conteúdo de GABA e glicina, o que reflecte a predominância dos processos de excitação sobre os processos inibitórios. Este último facto é igualmente confirmado pelo aumento da relação entre a soma dos aminoácidos excitatórios e a soma dos aminoácidos inibitórios (glu + asp / GABA + Gli) (figura 6).

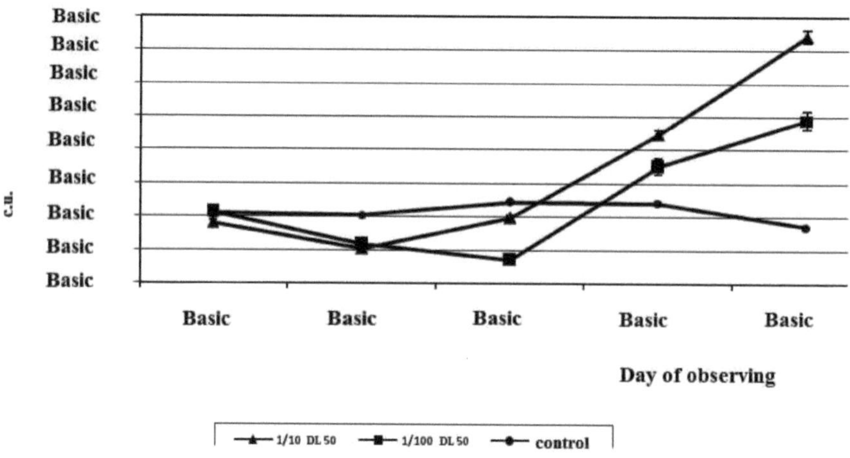

Fig. 6 Dinâmica das alterações do coeficiente de glicina + asp / GABA + gli no cérebro de ratos em caso de toxicidade com fluoreto de sódio nas doses de 1/10 e 1/100 LD50.

É de notar que o excesso de conteúdo de aminoácidos excitatórios pode ter efeitos neurotóxicos, levar à intensificação de uma série de processos metabólicos, incluindo a troca de neurotransmissores, aminas biogénicas, nutrientes, em particular, cálcio e magnésio [101]. Um dos mecanismos de neurotoxicidade dos aminoácidos excitatórios é a ativação excessiva dos seus receptores, o que contribui para o aumento da concentração de iões de cálcio nas células nervosas e para a ativação de proteínas quinases, fosfolipases, proteases e óxido nítrico sintase, perturbações do estado funcional das mitocôndrias, acumulação de formas activas de oxigénio, intensificação dos processos de radicais livres, alterações da expressão genética. É de notar que o efeito tóxico dos aminoácidos excitatórios aumenta com as violações do fornecimento de energia aos neurónios e depende da eficácia dos mecanismos de recaptação dos neuromediadores, do estado dos seus receptores. A neurotoxicidade do glutamato pode ser realizada através de todos os subtipos de receptores ionotrópicos (N-metil-D-aspartato, ácido 2-amino-3-hidroxi-4-isoxazole-5-metilpropanóico, ácido cinâmico, ácido 2-amino-4-fosfatobutanóico) e também através de receptores metabotrópicos (mGluR) [105].

Assim, a aplicação dos efeitos da SF no corpo dos animais de sangue quente envolve o sistema de neurotransmissores aminoácidos do cérebro, que pode ser considerado como um importante elo patogénico.

Conclusão

Em geral, a administração oral a longo prazo de SF, especialmente numa dose de 1/10 da DL50, leva a uma violação da função de indetoxificação das membranas microssomais nos hepatócitos dos ratos devido à supressão gradual da atividade das enzimas e à redução da biotransformação dos xenobióticos, bem como dos substratos endógenos.

Assim, as alterações do conteúdo de glutatião e da atividade das enzimas antioxidantes dependentes do glutatião no fígado dos ratos indicam uma desestabilização do sistema de glutatião, o que pode contribuir para violações da adaptação em resposta ao desenvolvimento do stress oxidativo como resultado da intoxicação por fluoreto. A depleção do sistema de glutatião no fígado de ratos em caso de ação do SF numa dose de 1/10 LD50 aumenta muito mais o processo de peroxidação lipídica, podendo desenvolver-se alterações destrutivas nos hepatócitos.

O aumento observado no coeficiente de correlação bases de Schiff/(dienos+reagentes TBA) no fígado sob a ação do UNFPA indica claramente a direção da LPO para a formação de produtos tóxicos - bases de Schiff e reduz a ativação da LPO na formação de produtos primários e secundários.

Calculando a relação do coeficiente das fracções de fosfolípidos facilmente oxidáveis (PS, PEA, PI) sobre a quantidade de fracções de PL dificilmente oxidáveis (SM, PH, LPH) pela ação de SF numa dose de 1/10 LD50 evidencia-se a sua diminuição de 1,4 e 2,3 vezes respetivamente no 30º e 60º dia, reflectindo o esgotamento da capacidade adaptativa das células hepáticas. No caso da ação do SF 1/100 LD50 a dose deste fator no 30º dia da experiência aumentou 1,2 vezes, e no 60º dia reduziu 1,6 vezes, reflectindo tensões na capacidade adaptativa com posterior degradação.

No cérebro dos ratos, durante os primeiros 20 e 30 dias de exposição ao SF, nas doses de 1/10 e 1/100 da DL50 , respetivamente, verifica-se um aumento do nível de GABA e glicina, com redução simultânea do nível de glutamato e aspartato, reflectindo o estado de ativação dos sistemas inibitórios e o desenvolvimento do processo de adaptação urgente. Em termos subsequentes, o efeito da SF é acompanhado por uma alteração do equilíbrio dos aminoácidos neurotransmissores no sentido da acumulação de glutamato e aspartato com uma diminuição do teor de GABA e glicina, reflectindo a predominância dos processos de excitação sobre os processos de inibição.

Referências

1. Cates M. Técnica de Iipidologia. - Moscovo: Mir, 1975. - 322 p.

2. Brockhuse R.M. Phospholipids structure of erythrocytes and hepatocytes: Clin. Biochem, 1974, Vol. 14, № 3: P. 157-158.

3. Biomembranologia / A.A. Boldirev, E.I. Cyavayanen, V.A. Iluha. - Petrozavodsk: KarNC RAN, 2006. - 226 p.

4. Hubskyy Y.I. Morte das células: radicais livres, necrose, apoptose. - Vinnitsa: Novo Livro, 2015. -360 p.

5. Novykov K.N., Kotelevtsev S.V., Kozlov J.P. Free radical processes in systems with biologically under the impact factors on environment- M.: mineral, 2011. - 199 p.

6. Pamplona R. Membrane phospholipids, Hpoxidative damage and molecular integrity: Um papel causal no envelhecimento e na longevidade: Biochimica et Biophysica Ata, 2008, Vol. 1777, Iss. 10: P. 1249-1262.

7. Coskun U., Simons K. Cell membranes: the lipid perspective: Structure, 2011, Vol. 19 (11): P. 1543-1548.

8. Bagmut I.Yu. Estrutural e Funcional da Membrana de Óxidos de Polietileno na Experiência / V.I. Zhukov, O.A. Nakonechnaya, I.Yu. Bagmut // Kharkiv Medical Journal- Kharkiv. - 2013. - №. 1. - P. 18-24.

9. Bagmut I.Yu., Klimenko N.A., Zhukov V.I., O efeito no conteúdo de olygoephirs em hormônios sexuais gonadotrópicos no sangue de ratos brancos. Escola da alta sociedade 2013: materiais da IX conferência científica internacional - Bulgária, Sofia, "Byal GRAD-BG" OOD, 2013, V. 37: P. 7-10.

10. Nakonechnaya O.A., Bagmut I.Yu., Stetsenko S.A., Bondarev A.V., Efeito de monoepoxídeos oligoephir e oligoephir cyklocarbonats no sistema antioxidante e processos de desintoxicação na experiência subaguda: Revista Científica Moderna, 2013, №52 (191): P. 48-55.

11. Zaitseva O. Subacute toxicological influence nw group of sintize oligoephirs on

prooxidant-antioxidant homeostasis in white rats / O. Zaitseva, V. Knigavko, I. Bagmut, V. Zhukov, T. Kocharova // News of Lviv University. Biologia. - 2014. - Iss. 68. - P. 286 -292.

12. Sarma A.D., Mallick A.R., Ghosh A.K. Free radicals and their role in different clinical conditions: an overview: IJPSR, 2010, Vol. 13: P. 185-192.

13. Meyerson F.S. Medicina da Adaptação: Mecanismos e efeitos protectores da adaptação - M.: Hypoxia Medical, 1993. - 331 p.

14. Dubinina E.E. Produtos do metabolismo do oxigénio na atividade funcional das células (vida e morte, criação e destruição). Aspectos fisiológicos e clínico-bioquímicos / EE Dubinina. - SPb.: Imprensa médica, 2006. - 400 p.

15. Orehovych V.N. Métodos modernos em bioquímica. - M., Medicina, 1977. - 371 p.

16. Zakaryan A.E. Vários métodos de análise de quimiluminescência na avaliação do nível de peroxidação de radicais livres de lipoproteínas séricas humanas no desenvolvimento de processos patológicos no corpo / A.E. Zakaryan, Z.A. Zakaryan, A.A. Trchunyan // DNAN da Arménia. - 2012. - V. 112, № 1. - P. 7986.

17. Lesovskaya M.I. Chemylyumynestsent diagnóstico antioxidante e correção de violações de saúde durante o estresse oxidativo; tecnologia científica moderna, 2010, № 7: P. 190-192.

18. Kormosh N.G. O papel fisiológico das formas activas de oxigénio (urina subcelular) é a vigília do clínico / N.G. Kormosh // Ross. Biotherapeuticjournal. - 2011. - V. 10, № 4. - P. 29-35.

19. Martinovich G.G. Redox-homeostasis of cells / G.G. Martinovich, S.N. Martinovich //Success of physiological sciences. - 2008. - V. 39, № 3. - P. 2944.

20. Ray P.D., Huang B.W., Tsuji Y. Espécies reativas de oxigênio (ROS) homeostase e regulação redox na sinalização celular: Cell Signal, 2012, Vol. 24,№5:P. 981-990.

21. Stress oxidativo: condições patológicas e doenças / [Menshchikova E.B., Zenkov

N.K., Lankin V.Z. e etc.]. - Novosibirsk: ARTA, 2008. - 284 p.

22. Zhi-Hua S., Etsuo N. Two faces of lipid peroxidation products: the -Yin and Yang- principles of oxidative stress: J. Exp. Integr. Med., 2011, Vol. 1 (4): P. 215-219.

23. Saha D., Tamrakar A. Xenobiotics$_5$ oxidative stress, free radicals Vs. Antioxidants: dance of death to heaven's life: Asian J. Res. Pharm. Sci, 2011, Vol. 1,Iss. 2: P. 36-38.

24. Klimenko M.0., Kucheryavchenko M.0., Bagmut I.Yu., Zhukov V.I. Longa influência subtoxical de Iaproksyd na atividade metabólica de hapatócitos do sistema monooxigenase em experimento subagudo: Problemas de educação médica continuada e pesquisa, 2014, 4 [16]: P. 57-60.

25. Bagmut I. O impacto sobre o estado oligoésteres mikrosomal monooxigenase sistema hepatócitos ratos brancos no experimento: Questão estratégica da ciência, 2014: materiais da IX conferência científica internacional. Polska , Przemysl: "Nauka e studia", 2014, V. 26: P. 41-45.

26. Nazarenko E.A., Nicosiat Y.B., Ivaschenko 0.D. Problemas de poluição de Phtorids em províncias geoquímicas de água (por exemplo, região de Poltava): Segurança ambiental, 2014, №1 (17): P. 59 -63.

27. Shcherban N.G., Zhukov V.I., Myasoedov V.V., Kapustnik V.V. Mechanisms of biochemical radiometrical effects of surface active substances. - Kharkiv "Rariteti Ucrânia", 2012. -120 p.

28. Zhukov V.I., Zaitsev A.V., Piven V.I. Ftorids: papel biológico e mecanismos de ação. - Belgorod, 2006. - 220 p.

29. Zhukov V.I., Bagmut I.Yu., Nakonechna 0.A., Artjugina L.I., Ovetchin P.V. Efeito do monoepóxido de oligoéter e oligoéster de ciclocarbonato nos processos de oxidação-redução e energia na experiência subaguda // Materiais da X Conferência Científica e Prática Internacional "Boletim Científico". - 27 de dezembro de 2013 - 5 de janeiro de 2014 - T. 25. - República Checa, Praha: Editora "Educação e Ciência" s.r.o., 2013 - 2014. - P. 17 - 24.

30. Bagmut I.Yu., Zaitseva O.V., Zhukov V.I., Knigko V.G. Influência subaguda de oligoésteres na atividade antioxidante do fígado em ratos brancos // Materiais da X Conferência Internacional Científica e Prática "Questões-chave da ciência moderna - 2014". - 17-25 de abril de 2014 - V. 28. - Bulgária, Sofia: "Bial GRAD- BG" Ltd., 2014. - P. 80 - 85.

31. Atividade do sistema antioxidante da glutationa na influência do melaksen e do valdoksan na hipoteriose em ratos / M.V. Gorbenko, T.M. Popova, K.K. Shulgin [etal.] // Biomedical Chemistry, 2013, T-59, Vol. 5: P. 541-549.

32. Kulynskyy V.Y., Kolesnichenko L.S. Papel biológico da glutationa: sucessos da biologia moderna, 1990, Vol 110, № 1 (4): P.20-33.

33. Yang W., Burkhardt B.L. [et.al.] As alterações dependentes da idade do sistema antioxidante em fígados de ratos são acompanhadas por uma ativação alterada de MAPK e um declínio na sinalização motora: EXCLI Journal, 2015,Vol. 14: P. 1273-1290.

34. Zarubina I.V., Mironova O.P. Efeito do bemityl no sistema de glutationa no fígado de ratos durante hipóxia aguda: Farmacologia experimental e clínica, 2002, №3:P. 28-30.

35. Hubskyy Y.I. Cells Death: free radicals, necrosis, apoptosis / Vinnitsa: New Book, 2015. -360 p.

36. Kulynskyy V.I., Kolesnichenko L.S. Glutathione system: Biomedical chemistry, 2009, 55: P. 255-277.

37. Pokrovsky A.A. Biochemical methods in Clinical Studies, M: Medicine, 1969. - 652 p.

38. O equipamento de laboratório no estudo de métodos clínicos. Manual (Ed. Prof. V. Menshikov). - M .: Medicina, 1987 - 368 P.

39. Weber W.W., King C.M. N-acetil transferase e ácido aril hidroxâmico acil transferase // Meth. Enzymol, 1981, Vol. 77: P. 272 -281.

40. Habig W.H., Jacobi W.B. Ensaios para a diferenciação da glutationa trasferase: Meth. Enzymol, 1981, Vol. 77: P. 398 - 405.

41. Asaoka K., Takahashi K. Um acsay enzimático de glutationa reduzida usando glutationa S-aryetransferase com O-dinitrobenzene como substrato: Biochem.J., 1981, 90, №5: P. 1237-1242.

42. Gaitonde M.K. Um método espetrofotométrico para a determinação direta da cisteína na presença do aminoácido natural: Biochem. J., 1967, vol. 104,№2: P.627-633.

43. Gill D.M. An improved method for isolation of rat liver nuclei by density centrifugation (Um método melhorado para o isolamento de núcleos de fígado de rato por centrifugação de densidade): J. Cell. Biolog., 1965, vol. 24: P. 157-161.

44. Orehovych V.N. Modem methods in biochemistry - M., Medicine, 1977. - 371 p.

45. Dubovaya A.V. Intoxicação exogénica e endogénica. Sistema de desintoxicação funcional. Métodos de desintoxicação ativa: Saúde da criança, 2011, №5 (32): P. 79-86.

46. Lake B.G., Price R.J. Avaliação do metabolismo e da hepatotoxicidade de xenobióticos utilizando fatias de corte de precisão: Xenobiotica, 2013, Vol. 43: P. 41-53.

47. Efeitos da exposição única de fluoreto de sódio na peroxidação lipídica e enzimas antioxidantes em glândulas salivares de ratos / P.M. Yamaguti, A. Simoes, D.N. Souza [et. al.] // Oxidat. Med. Cell Long Article, ID674593, 7 hages. http://dx.doi.org/10.1155/2013 / 674593

48. Anzenbacher P., Zanger U.M. Metabolism of drugs and other xenobiotics: Wiley-VCH, 2012. - 724 p.

49. Danielle K., Pelkonen O., Ahokas T. Hepatocytes: the powerhouse of biotransformation: Int. J. Biochem. Cell Biol., 2012, Vol. 4: P. 257-265.

50. Schlezinger J.J., White R.D., Stegeman J.J. Oxidative inactivation of cytochrome

P-450 1A (CYP1A) stimulated by 3,3', 4,4'-tetrachlorobiphenyl: production of reactive oxygen by vertebrate CYP1As: Molecular Pharmacology, 1999, Vol. 56: P. 588-597.

51.   Porter T.D. The roles of cytochrome b5 in cytochrome P450 reactions: Biochem. Mol. Toxicol., 2002, Vol. 16, № 6: P. 311-316.

52.   Danielle K., Pelkonen, O. Hepatocytes: the powerhouse of biotransformation: Int. J. Biochem. Cell Biol., 2012, Vol. 44: P. 257-265.

53.   Semchenko V.V. Synaptic plasticity of the brain (fundamental and applied aspects) / V.V. Semchenko, S.S. Stepanov, N.N. Bogolepov. - M.: Direkt- Media, 2014. -499 p.

54.   Carmona F. Purificação de GABA em pequenas colunas de DOWEX 50W, combinação com um método de separação de aminas biogénicas / F. Carmona, C. Gomes, G. Trolin // Actapharmacol. ettoxicol. - 1980. - Vol. 46. - P. 235-240.

55.   Efeito benéfico multifacetado do aminoácido não essencial, glicina: areview *I* M.A. Razak, P.S. Begum, B. Viswanath, S. Rajagopal // Oxidative Medicine and Cellular Longevity. - 2017 /https: // doi.org / 10.1155 / 2017/1716701/

56.   Kolisnyk I.L., Bagmut I.Yu., Titkova A.V., Rezunenko Yu.K., Marakushyn D.I. O estado do sistema glutatione no fígado de ratos com fluoreto de sódio em doses subtóxicas // BioScience, 2017. Edição 12 (2).-Vol. 67. - P. 1532-1538.

57.   BagmutI.Yu., Kolisnyk I.L., Titkova A.V., Rezunenko Yu.K., Filipchenko S.N. A composição fosfolipídica das membranas dos hepatócitos durante a intoxicação por flúor // International Health, Nov. 2017. -Issue 6 (2).- Vol. 9. - P. 14851489.

58.   Bailey S.A., Zidell R.H., Perry, R.W. Relationships between Organ Weight and Body/Brain Weight in the Rat: What Is the Best Analytical Endpoint?: Toxicologic Pathology, 2004, 32: P. 448-466.

59.   Buelke-Sam J., Nelson C.J., Byrd R. A., Holson J.F. Blood flow during pregnancy in the rat: I. Flow patterns to maternal organs: Teratology, 1982, 26: P. 269-277.

60.   Conselho da Europa [França]. Convenção Europeia para a proteção dos animais

vertebrados utilizados para fins experimentais e outros fins científicos. Estrasburgo, 18.III.1986, http ://conventions .coe. int/treaty/en/Treaties/Word/123.doc.

61. EPA (Agência de Proteção do Ambiente dos EUA) (1991) Guidelines for Developmental Toxicity Risk Assessment. Fórum de Avaliação de Riscos, Agência de Proteção do Ambiente dos EUA, Washington/DC. EPA/600/FR-91-001.

62. Harada K., Koizumi A., Saito N. [et al.] Aspectos históricos e geográficos da crescente contaminação por perfluorooctanoato e perfluorooctanossulfonato no soro humano no Japão: Chemosphere, 2007, 66: P. 293-301.

63. Harpal S Buttar. Embryotoxicity benzalkonium chloride in vaginally treated rats: Journal of Applied Toxicology, 1985, 5(6): P. 398-401.

64. Ivankovic T., Hrenovic J. Surfactants in the environment: Arh. Hig. Rad. Toksikol., 2010, 61(1): P. 95-110.

65. Knepper T.P., Barcelo D., De Voogt P. Analysis and Fate of Surfactants in the Aquatic Environment: Comprehensive analytical chemistry, 2003, Volume XL ELSEVIER: 966

66. Lara-Martin P.A., Gomez-Parra A., Gonzalez-Mazo E. Fontes, transporte e reatividade de tensioactivos aniónicos e não-iónicos em vários ecossistemas aquáticos no sudoeste de Espanha: um estudo comparativo: Environmental Pollution, 2008, 156 (1): P. 36-45.

67. Lau C., Butenhoff J.L., Rogers J.M. The developmental toxicity of perfluoroalkyl acids and their derivatives: Toxicol Appl Pharmacol, 2004, 198(2): P. 231-41.

68. Martin-Pont B., Tamboise E. Estudo do peso da ratazana grávida e do fígado materno: sua relação com os parâmetros biométricos do embrião e da placenta em desenvolvimento: 1984, 68(203): P. 41-58.

69. Menshikova V.V. Métodos laboratoriais de investigação na clínica. - M .: Medicina, 1987: P. 368.

70. Murakami M., Imamura E., Shinohara H. [et al] Ocorrência e fontes de

surfactantes perfluorados nos rios do Japão: Environ Sci Technol, 2008, 42: P. 6566-6572.

71. Newbold R., Heindel J. Developmental exposures and implications for early and latent disease: In: Environmental Impacts on Reproductive Health and Fertility Cambridge, UK Cambridge University Press, 2010: P. 92-102.

72. Olkowska E., Ruman M., Kowalska A., Polkowska Z., Determinação de surfactantes em amostras ambientais. Parte III. Compostos não iónicos: Química e Engenharia Ecológica, 2013, S 20 (3): P. 449-461.

73. Petrovic M., Fernandez-Alba A.R., Borrull F. [et al.], Ocorrência e distribuição de tensioactivos não-iónicos, seus produtos de degradação e sulfonatos de alquilbenzeno lineares em águas costeiras e sedimentos em Espanha: Toxicologia e Química Ambiental, 2002, 21(1): P. 37-46.

74. Ramesh C. Reproductive and Developmental Toxicology (Toxicologia da reprodução e do desenvolvimento): Imprensa académica ELSEVIER, 2011: 1223.

75. RezunenkoYu., Zhukov V., Kucheriavchenko M. [et all.] O efeito do Laproxide L-303 em alguns índices de troca hormonal na toxificação prolongada de ratos brancos: J Clin Exp Med Res, 2015, 3(1): P. 44-50 [em russo].

76. Scherban N.G., Zhukov V.I., Kapustnik V.A. [et all.] Investigação toxicológica médica de substâncias superficialmente activas em ligação com o problema da proteção sanitária das fontes de água potável: International Medical Journal, 2013, 2: P. 116-120 [em russo].

77. Organização Mundial da Saúde e Programa das Nações Unidas para o Meio Ambiente (2013) Estado da Ciência dos Produtos Químicos Desreguladores Endócrinos-2012. Disponível: http√/www.who.int/ceh/publications/endocrine/en/ [acedido em 6 de fevereiro de 2014].

78. Ying G.G. Destino, comportamento e efeitos dos tensioactivos e dos seus produtos de degradação no ambiente: Environ. Int., 2006, 32 (3): P. 417-431.

79. Yuan C.L., Xu Z.Z., Fan M.X. [et all.] Estudo sobre as caraterísticas e danos dos

surfactantes: Journal of Chemical and Pharmaceutical Research, 2014, 6(7): P. 2233-2237.

80. Zhukov V., Telegin V., Zaytseva O. [et all] Toxicologic and hygienic haracteristics of P-373-2-20; P-5003-AC; P-294-2-35 polyols an prognosis of their potential danger to environment: Science Research, 2013, 1(2): P. 31-34.

81. Zhukov V.I., Descrição higiénico-ambiental de substâncias superficialmente activas como contaminantes de reservatórios: Tornado de Kharkov, 2000: P. 180 [em russo].

82. Giustarini D., Dalle-Donnel., Cavarra E. et al. Metabolismo de oxidantes pelo sangue de diferentes estirpes de ratos // Biochem. Pharmacol. - 2006. - Vol. 71(12). - P.1753-1764.

83. Grubben M.J., van der Braak C.C., Nagengast F.M. et al. Baixa capacidade de desintoxicação da glutationa do cólon em pacientes com risco de cancro do cólon // J. Clin. Invest. - 2006. - Vol. 36(3). - P.188-192.

84. Guo L., Yamazoe Y. Inalação do citocromo P450 por furanocumarinas no suco de toranja e medicamentos fitoterápicos // Ata Pharmacol. Sin. - 2004. - Vol. 25(2).-P.129-136.

85. Hanlon N., Coldham N., Gielbert A. et al. Biodisponibilidade absoluta e farmacocinética dependente da dose de isotiocianatosulforafano da dieta do quimiopreventivo em ratos// Br.J.Nutr. - 2008. - Vol.99(3). - P.559-564.

86. Kim R.B. Transporters and xenobiotic disposition // Toxicolody. - 2002. - Vol. 181-182.-P.291-297.

87. Kohen R., Nyska A. Oxidação dos sistemas biológicos: fenómenos de stress oxidativo? Antioxidante, reacções redox e métodos para a sua guantificação // Toxicol. Pathol. - 2002. - Vol.30. - P.620-650.

88. Krzyzanovska J., Czubacka A., Oleszek W. Dietary phytochemicals and human health // Adv. Exp. Med. Biol. - 2010. Vol.698. - P. 74-98.

89. Lambert J.D., Sang S., Yang C.S. Possidle controversy over dietary polyphenols: benefits vs risks //Chem. Res. Toxicol. - 2007. - Vol.20/ - P.583585.

90. Patric L. Toxicidade do chumbo. Parte II: O papel dos danos causados pelos radicais livres e a utilização de antioxidantes na patologia e no tratamento da toxicidade do chumbo // Altern. Med. Rev. - 2006. - Vol.11(2). - P.114-127.

91. Piver B., Berthon F., Dreano Y., Lucas D. Inibição diferencial das enzimas do citocromo P450 humano pela epsilon-viniferina, o dímero do resveratrol: comparação com o resveratrol e os polifenóis de bebidas alcoólicas // Life Sci. - 2003. - Vol.73(9). - P.1199-1213.

92. Zhang J.Y., Wang Y., Prakash C. Xenobiotic-metabolizing enzymes in human lung // Curr. Drug. Metab. - 2006. Vol.7(8). - P.939-948.

93. Zhou S.F., Xue C.C., Yu X.Q., Wang G. Ativação metabólica de constituintes herbais e dietéticos e suas implicações clínicas e toxicológicas: uma atualização // Curr. Drug. Metab/ - 2007. - Vol.8(6). - P.526-553.

94. Zhou C., Poulton E.J., Grun F. et al. O isotiocianatosulforafano da dieta é um antagonista do recetor nuclear de esteróides e xenobióticos humanos // Mol. Pharmacol/ - 2007. - Vol.71(1). - P.220-229.

95. Gaw A. Clinical Biochemistry / [Gaw A., Gawen R.A., Stewart M.J., Sheperd J.]. - Edinburg: Churchill Livingstone, 1999. - 166 p.

96. Laker M.A. Clinical biochemistry for medical students / Laker M.A. - Londres: W.B Saunders Company Ltd, 1996. - 357 p.

97. Bagmut I. Yu., Zhukov V.I., Zaitseva 0.V., Knigavko V.G. Kocharova T.R. Oligoethers influence on warm-blooded animals ionic metabolism under subacute experiment condition // Nauka I studia. - 8 (118). - Polska, Przemysl: "Naukaistudia", 2014.-C. 15-21.

98. Zhukov V.I., Popova L.D., Zaytseva 0.V. etc. Macrocicléteres simples e macrocíclicos: Bases científicas da proteção das massas de água. Kharkov: Tornado, 2000. - 438 p.

99. Byshevsky A.Sh., Tersenov O.A. Bioquímica para o médico. - Yekaterinburg, 1994. - 383 p.

100. Piruzyan L.A., Koval V.I. The action of physiologically active compounds on biological membranes (A ação dos compostos fisiologicamente activos nas membranas biológicas). - Moscovo: Nauka, 1974. - 375 p.

101. Kats M.M., Laretskaya E.F. Receptores de aminas biogénicas no cérebro: Mecanismos estruturais de funcionamento e interação com substâncias fisiologicamente activas // Itogi de ciência e tecnologia. BLAME. Química bioorgânica. - 1986. -№. 8.-226 p.

102. Rimarchuk G.V. Melhoria das crianças em áreas de desvantagem ambiental. ML, 1999; №. 7, 11: 89-94.

103. Bagmut I.Yu. Ação dos oligoéteres no metabolismo das aminas biogénicas e dos nucleótidos cíclicos //Materiais da Conferência Educacional-Científica Ucraniana com a Parte Internacional "Realizações e Perspectivas para a Implementação do Sistema Modular de Crédito da Organização do Processo Educacional nas Instituições Educacionais de Medicina Superior (Farmacêutica) da Ucrânia", dedicada ao 160º aniversário do nascimento de I.Ya. Gorbachevsky (com uma ligação remota da VM (F) NZ da Ucrânia através de videoconferência), 15-16 de maio de 2014, Ternopil. - P. 577-578.

104. Bagmut I.Yu. Influência do oligoéterciclocarbonato P-803 e do polioxietileno oxipropilenoglicol P-2501-2-50 butilaliléter em doses subtóxicas no aparelho recetor e no metabolismo intracelular // Revista científica teórica e prática "Revista Científica Contemporânea". - Belgorod - 2014 - №. 31 (227).-P. 39-49.

105. Zhukov V.I., Klimenko N.A., Bagmut I.Yu. O papel dos mecanismos reguladores no desenvolvimento de danos no coração e no cérebro. - Saarbrhcken₅ Alemanha: Lambert Academic Publishing, 2016. - 120 S.- www.lap- publishing.ru, Project№. 11511, ISBN: 978-3-659-66772-5.

106. Asaoka K. Takahashi K. Uma análise enzimática do glutatião reduzido utilizando

a glutatião S-aritetransferase com O-dinitrobenzeno como substrato // J. Biochem. - 1981. - 90, № 5. - P. 1237-1242.

107. Atack C., Magnusson T.A. Procedimento para o isolamento de noradrenalina, adrenalina, dopamina, 5-hidroxitriptamina e histamina da mesma amostra de tecido utilizando uma única coluna de resina de permuta catiónica fortemente ácida // "Actapharmacol et toxicol".-1978. -V. 42. -P. 35-57.

108. Badawe A.A., Evans M. The effect of chemical porphyrogens and drugs on activity of rat liver tryptophan pyrrolase // Biochem J. - 1973. - Vol. 136 - P. 885-892.

109. Bern E. Methoodeeneder enzymatic schen analize/ E. Bernt, H.U. Bergmeyer // Actapharm. ettaxic. - 1981. - V 48.- P. 1659-1665.

110. Beutler E. Método de análise enzimática // Nova Iorque. - 1975. - vol. 1, №3.-P. 565-566.

111. Burchell B. Weatheril P. 4 - nitrofenol UDP - glucuroniltransferase // Meth. Enzymol. - 1981. - vol. 77. - P.169-171.

112. Chance B., Williams G.R. Respiratory enzymes in oxidative phosphorylation J. kinetics of oxyden utilization. - J. Biol. Chem., 1955, vol.217,-P. 383-395.

113. Claman H.N. Thymus-marrow cell combinations: Sinergismo na produção de anticorpos//Proc. Soc. Exp. Biol. Med. 122: 1167-1171.

114. Cormana E. Purificação de GABA em pequenos colunus de Dowex: combinação com um método de separação de aminas biogénicas / E. Cormana, C. Vomes, V. Trolin // Ata pharm. et toxicol. -V. 46.- P. 235-240.

115. Dawson V.L., Dawson T.M. Nitric oxide neurotoicity // J. Chem. Neuroanat. 1996; 3-4: P. 179-190.

116. Dijk H., Bloksma N. On antification in vitro antibody secretion by immune spleen cells. Immunol. Methods 1977; 14: P. 325-331.

117. Endo Y., Ogura Y. Determinação rápida e simples de histamina e poliaminas // Japan J. Pharmacol. - 1975. - № 25. - P. 610-612.

118. Convenção Europeia para a proteção dos animais vertebrados utilizados para fins experimentais e outros fins científicos: Conselho da Europa 18.03.1986. - Estrasburgo - 1986. - № 123 - 52p.

119. Forstermann U., Closs E.I., Poilock J.S. et al. Nitric oxide synthase isozymes, characterization, purification, molecular cloning and function. Hypertension 1994; 23: 1121-1131.

120. Gaitonde M.K. Um método espetrofotométrico para a determinação direta da cisteína na presença do aminoácido natural // Biochem. J.- 1967.vol. 104,№2.-P.627-633.

121. Gill D.M. An improved method for isolation of rat liver nuclei by density centrifugation// J. Cell. Biologi. - 1965. - vol. 24. - P. 157-161.

122. Gummings J., Graham A.B., Wood G.C. Kinetic studies of latent microsomal UDP - glucuronyltransferasesoskineties of glucuronidation in intact and perturbanttreated membranes // Biochim. Biophys/ Asta - 1984. - vol. 771, №2. - P. 127-141.

123. Habig W.H., Jacobi W.B. Ensaios para a diferenciação da glutationa - s trasferase // Meth. Enzymol - 1981. Vol. 77. - P. 398 - 405.

124. Harboe M.A. Methods for determination of hemoglobin in plasma by near - ultraviolet spectrophotometry // Scand. J. Clin. Lab. Invest. - 1959. -№11. - C. 66-70.

125. Hedgist P. Actividades das prostaglandinas e dos prostaglandinas-endoperóxidos na função neuroefectora adrenérgica / P. Hedgist // Ata biol. et med. Germanica. - 1993. - V. 33, № 8 (9). - P. 1135-1139.

126. Howley Edward T. Fitness Professional's Handbook / Edward T. Howley, B. Don Franks. - Estados Unidos: Human Kinetics, 2007. - 568 p.

127. Jeme N.K., Nordin A.A. Plaque-formation in agar by single antibody producing call. Scien.1963; 140:405-406.

128. Jondel M. Surtace markers an human T- and B-lymphocytes A. Large population

of lymphocytes forming non immune rosettes with sheep red blood cells. J. Exp. Med. 1972; 2: 207-215.

129. Joworek D., Gruber W., Bergmeyer H.U. Adenosin - 5 - diphosphat and Adenosin - 5 - monophosphate // Jn: Bergmeyer H.V. (ed). Methoden der enzymatishenanalyse - Bd. ∏. Wierhheim// Cnemic. - 1974. - P. 2174-2181.

130. Landrigan P.J., Garg A. Chronic effects of toxic environmental exposures on children's health // J. Toxicol. Clin. Toxicol. -2002.-Vol. 40, № 4. - P. 449-456.

131. Levitt P., Pintar J.E. e Breakefield X.O. Proc. Natl. Acad. Sci 1982, 79, 6385-6389.

132. Mathien-NolfM. Venenos no ar: Uma causa de doença crónica em crianças // J. Toxicol. Clin. Toxicol. - 2002. -Vol. 40, № 4.-P. 483-491.

133. Moncada S., Higgs A. Mechanisms of disease: the L-arginine-nitric oxide pathway//New Engl. J. Med. - 1993. - Vol. 329. - P. 2002-2012.

134. Nathan C., Xie Q. Nitric oxide syntheses: roles, toiles and control. Cell 1994; 79:915-918.

135. Ravin H.A. Errectceruloplasmina no ferro plasmático em suínos com défice de cobre. // Amer. J. Phisiol. 1961, -№217. -№5: 1320-1323.

136. Seeman P. Nomenclatura dos sítios e receptores dopaminérgicos centrais e periféricos. Biochem. Pharmacol.-1982; 31: 2563-68.

137. Shertzer H.G., Cascarono J. Anaerobic rat heart; mitochondrial role in calcium uptake and contractility// J. Exp. Zool. - 1979. - V.207. - P. 337-350.

138. Slabo G., Kovaes G.L. Teledy G. Um método de rastreio modificado para a determinação rápida e simultânea de dopamina, noradrenalina e serotonina na mesma região cerebral // Ata Physiol. Hung. - 1983. - vol. 61 (1-2). - P. 51-57.

139. Steiner A.L., Wehmann R.E., Parker Ch.W. Radioimunoassay for measurement of cyclic nucleotides // Advances in cyclic nucleotides research. - Raven Cress. H.J. - 1972. - vol. 2. - P. 51-52.

140. Rice-Evans C.A. Laboratory techniques in biochemistry and molecular biology: techniques in free radical research / C.A. Rice-Evans, A.T. Diplock, M.C.R. Symons. - Londres. N. Y.: Acad. Press, 1991. - 346 p.

Weber W.W., King C.M. N-acetiltransferase e ácido aril-hidroxâmico aciltransferase // Meth. Enzymol - 1981. Vol. 77. - P. 272-281.

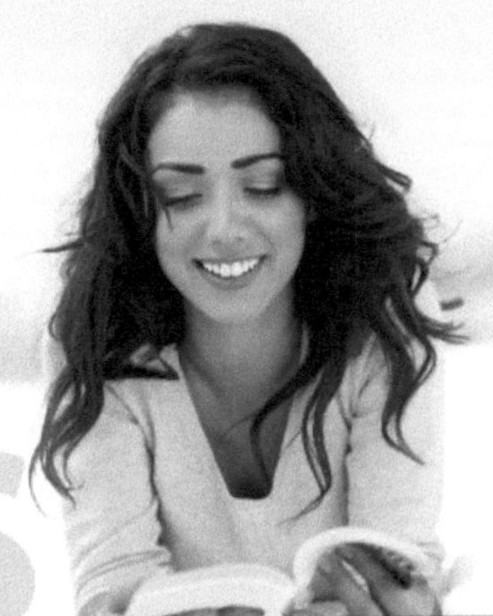

Buy your books fast and straightforward online - at one of world's fastest growing online book stores! Environmentally sound due to Print-on-Demand technologies.

Buy your books online at
www.morebooks.shop

Compre os seus livros mais rápido e diretamente na internet, em uma das livrarias on-line com o maior crescimento no mundo! Produção que protege o meio ambiente através das tecnologias de impressão sob demanda.

Compre os seus livros on-line em
www.morebooks.shop

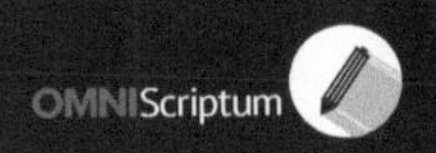